AF475285

Tc 47

L'ESTOMAC,

HYGIÈNE

DE TOUT LE MONDE,

PAR A. H.

—

PRIX : 15 CENTIMES.

—

DÉPÔT LÉGAL
Seine & Oise

A PARIS,

Chez CHRISTOPHE, Libraire,
Rue Tivoli, 26.

—

1854

Tout contrefacteur sera poursuivi.

L'ESTOMAC,

HYGIÈNE DE TOUT LE MONDE.

BIBLIOTHÈQUE IMPÉRIALE IMPR.

Aliments.

La sobriété est une vertu d'autant plus précieuse qu'elle est une des conditions de la santé ; nous sommes ordinairement punis de nos excès par des souffrances corporelles qui arrêtent le développement ou l'exercice de nos facultés, et par des maladies qui peuvent devenir incurables.

Les excès de tous genres troublent l'harmonie, altèrent les organes, amènent une vieillesse prématurée et nous exposent au mépris de nos semblables.

Le choix des aliments est aussi d'une grande importance, car, sans trop manger, on peut se nourrir de substances nuisibles ou dont l'usage prolongé devient funeste.

On appelle *aliment* toute substance qui, introduite dans les voies digestives, y subit, après un mélange avec les différents sucs de l'estomac, et sous l'influence des forces vitales, une modification, une altération telle, que ses principes nutritifs peuvent s'assimiler et se combiner avec nos organes.

L'étude des aliments forme une des parties les plus importantes de l'hygiène. De leur choix, de leur usage, de leur mode de préparation, dépendent l'entretien de la vie, la conservation de la santé, et nous dirons même le libre exercice des facultés intellectuelles.

Nous commencerons par établir en thèse générale que le riche doit bannir de sa table les ragoûts fortement épicés, que le travailleur qui ne peut malheureusement pas toujours choisir sa nourriture, doit ne manger, autant que possible, que des viandes rôties ou bouillies, se gardant de l'usage des épices et surtout du poivre dont l'action sur l'estomac et la réaction sur la peau peuvent être des plus funestes.

Ajoutons ici que les maladies de la peau et de l'appareil digestif, si fréquentes dans les classes peu aisées, sont dues, en grande partie, à l'abus de la salaison et particulièrement de la charcuterie.

La soupe, cette nourriture fondamentale de notre pays, est à coup sur la meilleure alimentation ; mais pour suffire au travailleur, il faut qu'elle soit faite avec du bouillon de viande. Il est prouvé que l'homme nourri de viande, exécute, dans un temps donné, plus d'ouvrage que celui dont la nourriture est principalement végétale. Les aliments sont liquides ou solides. Ceux-ci comprennent les aliments proprements dits et condiments ou assaisonnements. Les premiers sont connus sous le nom de *boissons*.

Les pertes de l'homme s'élèvent à plus d'un kilogramme en vingt-quatre heures ; les substances les plus naturelles et les plus favorables pour réparer ces pertes, sont fournies par les animaux et les végétaux. Le règne minéral ne donne que les condiments et en petit nombre.

Un aliment végétal est de bonne qualité, quand il provient d'une espèce réputée la plus belle, d'un climat et d'une saison qui lui sont favorables.

Un aliment fourni par le règne animal est également de bonne qualité quand il aura été pris dans telle région du corps, plutôt que dans telle autre, sur un sujet plus ou moins jeune, mâle ou femelle, et ayant vécu de telle manière plutôt que de telle autre.

La qualité des aliments est encore subordonnée aux préparations préliminaires qu'on leur fait subir et aux substances avec lesquelles on les mêle pour les manger sans dégoût.

Une bonne digestion est amenée

par la qualité des aliments, par la manière dont ils sont introduits dans l'estomac et par les dispositions naturelles de cet organe.

La mastication est complète quand les dents, les gencives, la bouche, ne présentent aucune carie, aucune brisure, aucune ulcération.

L'organe est dans un bon état, toutes les fois qu'étant à jeun, on éprouve, à une heure qui est à peu près la même tous les jours, un appétit modéré et semblable aux jours précédents ; quand la bouche est fraîche et l'haleine douce. L'estomac est au contraire mal disposé quand la bouche est pâteuse, amère, sèche ou chaude.

La digestion est toujours facile, quand, après chaque repas, le corps est dispos, la tête libre, l'esprit sain et gai, et que l'aptitude aux exercices reprend son énergie acoutumée.

Les aliments durs, fermes, compactes, coriaces, gras, pesants, sont difficiles à digérer ; sont, au contraire, d'une digestion facile, les substances humectantes, moelleuses, tendres, fondantes, aromatiques au goût.

On distingue quatre sortes d'aliments qui sont : les adoucissants, les rafraîchissants, les fortifiants et les échauffants.

Les premiers comprennent les farineux, un grand nombre de légumes, presque tous les poissons, le lait, la crême, le beurre, les graisses, les huiles, les viandes blanches et surtout celles des jeunes animaux.

Dans la seconde classe se trouvent plusieurs sortes de légumes, la plupart des fruits, le petit lait, les fromages à la crême, l'eau.

La troisième classe contient les viandes faites, un peu colorées comme celle du bœuf et du mouton, les poissons à chair ferme et grasse, les végétaux à saveur amère, ceux qui contiennent beaucoup d'amidon et de gluten, le froment, le seigle, les pois, les fêves, les lentilles, les vins généreux.

Enfin, la quatrième classe contient les viandes noires ou très colorées, le cresson, l'oignon, les raves, tous les assaisonnements, les aromates, les roux, les substances salées, épicées, fumées, fermentées, le café de glands, les liqueurs alcooliques.

Les aliments de la première classe modèrent la sensibilité, la chaleur et l'action des organes ; ils contribuent à réprimer les passions et à adoucir le caractère.

Ceux de la seconde classe apaisent également l'irascibilité du caractère et des passions.

Ceux de la troisième agissent sur la sensibilité et sur l'énergie morale qu'ils augmentent toujours d'une manière remarquable. Enfin ceux de la quatrième excitent énergiquement la sensibilité, donnent de l'ardeur, de la violence aux passions, et produisent également la force musculaire et intellectuelle.

L'usage de ces derniers aliments doit surtout être interdit au plus grand nombre et toujours être très-modéré; ils sont généralement nuisibles à la digestion, et tiennent la muqueuse intestinale dans un état de surexcitation qui domine quelquefois même paralysie ses fonctions.

Les aliments trop anciens, fermentés depuis longtemps, recouverts de végétaux parasites, de champignons, déjà très-indigestes, peuvent acquérir des propriétés vénéneuses. Il y a des exemples d'empoisonnements à la suite d'indigestion de fromages dégénérés, de saucisses gâtées, de viandes fumées ou trop faisandées.

Il y a aussi de grandes, de minutieuses précautions à prendre pour la cuisson et la préparation des aliments. Les vases en argent et en fonte, tenus propres, sont sans aucun danger. Il n'en est pas de même de ceux en cuivre et en zinc; ils sont très-dangereux, par la négligence qu'on apporte à les faire bien étamer et à les tenir très propres; le mauvais plaqué est plus dangereux encore.

Les vases de terre ou de grès offrent encore quelque danger, mais ceux en fayence et en porcelaine sont sans inconvénients.

Jusqu'à sept ans, les enfants doivent être nourris de légumes frais, de fruits, d'eau et de lait. L'enfant a besoin de faire des repas nombreux et légers. Il faut lui interdire un usage trop fréquent des patisseries, des bonbons, des fruits crûs, parce que ces substances s'assimilent dificilement et disposent au tempérament lymphatique.

L'adolescent doit éviter les échauffants, les spiritueux qui peuvent augmenter les dangers d'une puberté naissante et d'une intelligence précoce.

L'âge adulte peut user de tous les aliments, pourvu que ce soit avec sagesse, modération et diversité, surtout quand la constitution du sujet est bonne et quand tous les organes fonctionnent bien.

La vieillesse ne doit prendre que des aliments très assimilables et faciles à digérer. Le vieillard, par bien des raisons, ne doit rechercher que les substances douces, comme les panades, les soupes, les œufs frais, le poisson, les végétaux cuits; il doit surtout s'interdire les échauffants très-actifs et l'usage fréquent du vin, des liqueurs, du café et des acides.

La quantité d'aliments qu'il est nécessaire de prendre et le nombre des repas doivent se régler sur la constitution et la force. Comme nous l'avons dit, en commençant, la sobriété doit sans cesse être recommandée et pratiquée. C'est elle qui prolonge l'existence, qui donne à l'homme une longue carrière, exempte d'infirmités. Elle consiste à se modérer dans l'usage des aliments, de manière à ne jamais gêner l'exercice des facultés morales; c'est ce qui arrivera si nous quittons la table quand nous pourrions y rester encore.

Les repas doivent être plutôt légers que copieux, plutôt éloignés que trop rapprochés. On doit manger avec une sage lenteur, avec une prudente modération, c'est-à-dire ni trop vite ni trop abondamment.

Les hommes immodérés dans l'usage des aliments ont à redouter l'embonpoint, le tempérament sanguin, les congestions cérébrales, les hémorrhoïdes, la goutte, la gravelle.

Il faut éviter de manger dans un appartement trop chaud, d'avoir, comme on dit vulgairement, *le dos au feu et le ventre à table.*

Il convient aussi d'éviter les vives émotions de l'âme après le repas; la promenade est très-favorable à la digestion quand elle est modérée.

Deux heures suffisent pour la digestion, quand on n'a pris que des substances féculentes, molles ou tendres. Trois à quatre heures sont nécessaires, s'il faut digérer des bouillons, des viandes rôties, des œufs un peu durs, du pain, de la pâtisserie. Il faut une heure de plus pour digérer les légumes coriaces, les viandes fumées et salées, pour l'ortolan, la carpe, l'anguille, la raie, les volailles grasses, comme l'oie, le canard, le chapon, le poisson salé, la charcuterie, les aliments au beurre, comme les fritures. En général on peut fixer à cinq heures le temps de la digestion, et à six heures l'intervalle des repas.

Aliments faciles à digérer.

Le salep de Perse, — le sagou, — le tapioka — la fécule de pomme de terre, — l'orge perlé, ou gruau d'orge, — le riz, — la semoule, — le gruau d'avoine, — la farine de blé.

Les épinards, — la bette, — la chicorée, — la laitue — l'oseille, — les haricots verts en gousses, — les asperges, — le cardon, — le choufleur, — le chou de Bruxelles, — l'artichaut, — le houblon, — le salsifis, — la carotte, — les fèves de marais, — les pois.

Le raisin, — le raisiné, — la cerise, les groseilles en grappes, — le coing, — l'orange, — le citron, — les poires et les pommes délicates,— la pêche,— — la groseille à maquereau,— la merise,— la fraise,— la framboise,— l'abricot.

Le lait,— les œufs,— les langues, les oreilles, — les riz de veau,— les cervelles, — la fraise de veau, — le poumon,— les crêtes,— les cornes du jeune cerf, — les têtes,— les hures, — les pieds et les rognons.

—Le poulet,— le pigeonneau,— le dindonneau,— la poularde,— la pintade,— le lapereau,— le perdreau,— l'alouette, — la caille,— la grive,— la gélinotte,—le becfigue,— le pluvier,— l'ortolan,— le merle, — l'étourneau,— le vanneau,— le bécasseau, — le faisandeau,— l'oie et la canard sauvage.

Le merlan,— l'éperlan,— la limande,— la plie, — la flandre,— la barbue, — la sole, —la vive, — la carpe à miroir,— l'able,— le goujon, l'ombre,— le truck.

Aliments difficiles à digérer.

Le maïs, — la pomme de terre, — le millet, — le sarrasin. — la farine de seigle, — la lentille, — les haricots, — les chataignes, — l'orge, l'avoine.

Le panais, — la patate, — le topinambour, — la betterave, — le céleri, — la doucette, — le cresson de fontaine, — le navet, — le chou, — le poireau, — l'oignon, — la rave, — la truffe, — le champignon.

Les figues, — les dattes, — les jujubes, — les pommes et les poires communes, — les courges, — les prunes, — les mûres, — les guignes, — les nèfles, — les alises, — le melon d'eau ou pastèque, — le melon, — le potiron, — la calebasse, — les tomates, concombres et cornichons, — les marrons et chataignes, — les olives, — les pistaches, — les noix, — les noisettes, — les amandes.

Le foie, — la moelle, — la graisse.

le cœur, —le sang, — le gésier, — les tripes, — la rate, — les œufs de poissons, — les cartilages, — les os, — la poule, — le coq, — le dindon, — le pigeon, — la cane, — le paon, — le cygne.

Le lapin, — le faisan, — la perdrix, — le chevreuil, — le lièvre, la sarcelle, — la poule d'eau, — le râle d'eau, — la mouette, — le coq de bruyére, — le daim, — le cerf, — l'élan, — le sanglier.

La lotte, — la sardine, — le mulet, — le rouget, — le turbot, — la morue, — la merluche, — la raie, — le brochet, — le bar, — surtout les sorets, — le barbillon, — le barbeau, — la tanche, — l'alose, — le maquereau, — la loche, — la lamproie, — l'anguille, — la murène, — le saumon, — l'esturgeon, — le thon.

Pris avec modération, les aliments difficiles à digérer ne font aucun mal, mais leur usage immodéré fatigue l'estomac et en détruit peu à peu l'énergie.

Les viandes de boucherie n'ont pas toutes la même qualité ; il faut les ranger dans l'ordre suivant, sous le rapport de la digestibilité :

L'agneau,—le chevreau,— le veau, le mouton,— le bœuf, la vache,— le porc.

La chair du bœuf est surtout la meilleure pour les bouillons : elle est tonique, fortifiante et facile à digérer. Quand on mêle le bouillon de bœuf avec le pain, le riz, le vermicelle ou d'autres pâtes féculentes, on a un potage succulent, et dont on peut faire usage dans tous les temps.

Il ne faut faire qu'un usage très modéré du porc. Cet aliment ne convient, même quand il est frais, qu'aux sujets, jeunes, vigoureux, et livrés à des travaux pénibles. Quand le porc est salé ou fumé, sa chair est encore plus indigeste que quand il est frais. Le lard est un aliment très indigeste, qui ne convient qu'aux personnes robustes. La chair du cochon de lait est encore plus lourde à l'estomac que celle du porc ; peu de personnes en font usage.

En général, l'huître est saine, agréable et d'une digestion facile.

Les moules sont faciles à digérer, mais peu délicates, et ne sont vraiment bonnes que quand elles sont fraîches, pleines, et d'un blanc légèrement jaunâtre.

Les escargots sont un aliment peu agréable, qui n'est en usage que dans quelques provinces de France, et qui exigent de grands soins dans leur préparation. Ils donnent un bouillon recherché dans les maladies de poitrine.

La crevette ne convient qu'aux estomacs énergiques. On peut en dire autant de l'écrevisse.

Le homard est lourd et indigeste. Le langouste l'est davantage encore.

La grenouille a une chair délicate et facile à digérer.

La chair de la tortue est blanche, nourrissante et facile à digérer.

On en fait des bouillons et des potages restaurants et adoucissants.

Assaisonnements.

Les assaisonnements corrigent la saveur trop forte de certains mets, ou relèvent la trop grande sapidité de quelques autres. Les principaux sont la crême, le beurre, l'huile, la graisse, le sel, le vinaigre, le poivre, la cannelle, le girofle, la muscade, le sucre et le miel.

La crême est d'une saveur douce et agréable ; elle est d'une digestion facile quand elle est mêlée avec le sel, le sucre, le café et le chocolat ; mais on la digère difficilement quand elle est unie aux fruits et aux liqueurs alcooliques.

Le beurre frais est un aliment sain et agréable, seulement son usage ne convient pas aux enfants, aux malades, aux convalescents, surtout aux individus lymphatiques.

On n'emploie dans l'art culinaire que l'huile d'olive, de noix, de noisette, d'amande douce et d'œillette.

L'huile, quand elle est vieille, inspire le dégoût et peut être d'un usage dangereux.

La graisse a les usages et les qualités du beurre et de l'huile ; on ne doit l'employer que dans les mêmes circonstances.

Le sucre est d'un usage généralement connu. C'est une erreur de croire qu'on peut sans crainte en user dans toutes les circonstances. Pris en trop grande abondance, il échauffe et constipe.

Le miel est échauffant ; il est rarement pur dans le commerce. On le mêle, pour augmenter son poids et son volume, à la farine torréfiée ou ordinaire, quelquefois même à l'amidon et à la fécule. En France, le meilleur miel est celui de Narbonne.

Le sel est un stimulant précieux à l'appétit et à la digestion. Son usage remonte aux temps les plus reculés. Sans l'usage du sel, les humeurs se détériorent, la force musculaire diminue, et plusieurs accidents peuvent surgir et avoir des suites fâcheuses.

Le vinaigre sert à mariner les substances dont on veut arrêter la décomposition. Qu'on se garde de croire que ce condiment ait la propriété d'amaigrir et d'en faire usage dans ce but.

Le persil, l'estragon, la marjolaine, le serpolet, la sauge, le romarin et le céleri sont des assaisonnements agréables au goût, mais très échauffants, et qu'il ne faut employer qu'avec modération. Le laurier-sauce et le laurier-cerise fournissent des feuilles qui se mettent dans les mets fades et mucilagineux pour en rehausser le goût et les rendre plus faciles à digérer. On les met aussi dans certains liquides destinés à cuire certains aliments, et particulièrement les jambons.

Il ne faut employer la ciboule que dans les sauces et les salades destinées aux bons estomacs.

L'échalotte est un stimulant pour les organes digestifs. Il en est de même de l'ail. Ces deux derniers condiments sont anti-contagieux, anti-pestilentiels, mais ils produisent une odeur forte et persistante qui se communique à l'haleine, à la sueur, aux plaies même. C'est donc un préservatif, mais il ne faut pas trop en répéter l'usage.

La moutarde se fait avec la graine de *sinapis* mêlée à l'estragon, au citron, aux anchois et aux truffes. C'est un puissant digestif, un stimulant énergique qui ne convient qu'aux estomacs chauds et actifs.

Le raifort et les câpres pris avec modération, ne peuvent avoir aucun mauvais résultat. On peut en dire autant de la cannelle, de la vanille et du safran, seulement il faut perdre la croyance que la cannelle, dans le vin chaud, est un remède efficace contre les sueurs rentrées et les pleurésies naissantes.

Le girofle convient beaucoup aux estomacs froids et paresseux. Le gingembre est un stimulant pour les organes digestifs ; les anglais en poussent l'usage jusqu'à l'excès.

Le poivre est un condiment qui relève la sapidité de certains aliments : son usage immodéré peut compromettre la santé et avoir surtout de funestes résultats sur l'estomac. Les anchois ne conviennent qu'aux personnes lymphatiques.

Bouillon. — Pain. — Pâtisseries.

Le bon bouillon se prépare avec une partie de viande pour deux parties d'eau, un peu de sel et quelques légumes. La viande doit être mise d'abord dans l'eau froide ; l'ébullition doit être lente, prolongée de quatre à cinq heures dans un vase presque clos, c'est-à-dire dont le couvercle soit percé d'un petit trou. Le pain, pour être bon, doit être léger, poreux bien levé et suffisamment cuit. Le meilleur est fait avec la farine de froment. Dans plusieurs pays, on y ajoute quelques aromates.

Le pain préparé à la fine fleur de farine et qu'on appelle *pain de roi* est extrêmement léger et d'une admirable blancheur, mais il est moins nourrissant que celui de froment et de seigle. Le pain rassis est le plus digestif. La croûte se digère plus facilement que la mie. Le pain altéré, moisi, peut être nuisible à la santé, mais on peut y mêler sans inconvénient certaines substances, comme des fécules de riz et de pommes de terre ; mais alors le mélange diminue les propriétés nutritives.

Le biscuit de mer, pain à demi levé et desséché, est nourissant mais difficile à digérer.

Les pâtisseries peuvent se diviser en trois classes, *lourdes*, *légères*, *croquantes*. Les premieres demandent des estomacs robustes, les secondes et les troisièmes conviennent aux estomacs délicats, aux femmes et surtout aux enfants, Il faut en manger fort peu, car elles sont plus agréables qu'utiles.

Chocolat. — Café. — Thé.

Le chocolat à l'eau ou à la crême convient aux estomacs faibles et délicats, aux personnes sédentaires, âgés ou valétudinaires. C'est le produit d'un arbre du centre du nouveau-monde; on l'appelle dans le pays *théobrôma*, nourriture des Dieux. Cette étymologie prouve le cas qu'on en fait.

C'est ici le cas de parler du chocolat à l'ambre. Dans cinq cents grammes de chocolat, mettez soixante-quinze centigrammes d'ambre, et vous aurez une liqueur suave et réparatrice, pour un homme qui aura donné au travail une partie de la nuit, qui trouve le temps long, l'air pesant, et qui est tombé dans un état complet d'inaptitude intellectuelle.

Le café est cultivé en Éthiopie, dans l'Inde, aux Antilles, en Amérique, à l'île Bourbon, et pourrait être cultivé avec succès dans bien d'autres contrées méridionales. Le meilleur est celui de *Moka*, de *Bourbon* et de la *Martinique*; ces trois espèces mêlées entre elles donnent une boisson délicieuse. Le café a ses partisans et ses détracteurs ; les uns exagèrent ses qualités, les autres les discréditent outre mesure. Ce qui est certain, c'est que si le café est un poison, c'est un poison bien lent, c'est un ennemi avec lequel il est agréable de vivre. Cependant l'usage du café a ses inconvénients. Quand on en fait abus, il peut produire une excitation dont se ressent particulièrement le cerveau, surtout chez les jeunes gens et les sujets nerveux et irritables ; c'est une boisson nuisible aux femmes, surtout quand elles sont enceintes ou nourrices, aux enfants et aux personnes pléthoriques. En un mot, le café est la boisson la plus agréable, la plus tonique et la plus excitante ; sa vertu se tempère par le mélange du lait et de la crême ; mais la meilleure manière est de le prendre pur, sans y ajouter surtout, comme le font imprudemment les consomateurs, ni sucre, ni eau-de-vie, ni rhum, ni kirsch.

Le thé est cultivé en plein champ par les chinois qui en font un commerce considérable. Le thé doit se prendre très chaud, sucré et mêlé avec le lait ou la crême, c'est un remède contre les digestions difficiles. Il faut le préparer dans la fayence et la porcelaine et non dans des vases métalliques. Le thé est un excitant très puissant, surtout quand on n'y est pas habitué ; sous ce rapport, il a une grande similitude avec le café. Il faut donc aussi en faire un usage modéré.

Boissons.

L'eau est sans contredit une des meilleures boissons et celle dont l'homme peut le moins se passer.

La meilleure eau est celle des grands fleuves et des rivières qui coulent rapidement sur un lit de sable et de roc.

Il faut toujours la prendre loin des habitations. Pour être bonne, elle doit être inodore sans saveur désagréable, dissolvant le savon et cuisant parfaitement les légumes, chargée surtout d'une certaine quantité d'air, condition sans laquelle elle serait indigeste. L'eau de pluie est également bonne, quand elle n'a pas été en communication avec les toitures en zinc ou en plomb. Les eaux de puits et de fontaines ont besoin d'être aérées et d'être reçues dans un réservoir dont le fond soit toujours propre et rocailleux. L'eau de neige a à peu près les qualités de l'eau de pluie. Quant aux eaux des citernes, des mares, des étangs et des lacs, elles offrent un certain danger en raison des matières animales, végétales ou salines qu'elles contiennent en dissolution.

Pour purifier l'eau, il faut la filtrer à l'aide du sable, de la pierre, de la laine, des éponges, ou la dépurer à l'aide des acides, le suc de citron, le vinaigre, l'alun, le carbonate de potasse. On la rafraîchit en plongeant les vases qui la contiennent dans d'autres remplis de glace, ou en descendant ces vases dans des puits, des citernes, ou en la mettant dans des vases assez poreux pour permettre le suintement et l'évaporation. On y introduit de l'air par l'ébullition et en l'agitant.

Le vin pris avec modération, est d'un usage excellent pour la santé. L'homme sage doit savoir apprécier la quantité qui lui convient ; souvent un verre de vin par jour suffit ; le travailleur le plus robuste doit se contenter d'un litre.

Les vins de Bordeaux sont les plus salubres, les plus nutritifs, les plus fortifiants et les moins enivrants. Les meilleurs sont ceux de Château-Margot, de Château-Laffite, de Château-Latour, ceux du Haut-Médoc et de Graves.

Les vins de Bourgogne sont plus excitants; les plus renommés sont ceux de la Romané, de Chambertin, de Richebourg, du Clos-Vougeot, du

Clos-St-Georges, de Volnay, de Pomard.

Les vins de Champagne qui méritent la préférence, sont ceux de Verzé, de Verzenay, de Mailly, de Saint-Basle. Il faut citer, dans la contrée de Lyon, le vin de Côte-Rôtie ; dans le nord, les vins du Rhin qui ne sont bons qu'à l'âge de vingt ans. Restent ces petits vins de l'Orléanais, de la Tourraine et de la Lorraine, bien inférieurs à ceux qui précèdent et qui n'ont quelque qualité que dans les années extrêmement chaudes.

Jusqu'à présent nous n'avons parlé que des vins rouges. Les vins blancs sont plus agréables mais moins nourrissants que les rouges ; ils sont aussi plus enivrants et plus désaltérants. L'ivresse qu'ils causent est peu durable et jamais dangereuse. Il ne faut jamais mêler les vins rouges avec les blancs.

La Champagne nous donne les vins de Sillery et de Haut-Villiers ; la Bourgogne, ceux du Mont-Rachet ; le Bordelais, ceux de Barsac, de Sauterne, de Villenave-d'Arnon ; le Dauphiné, ceux de l'Hermitage. L'Espagne fournit le Madère et le Xérès ; le duché de Nassau, ceux de Johanisberg, de Steinberg. Voilà les vins de première qualité. Les vins de Chablis et de Tonnere en Bourgogne, ceux d'Arbois en Franche-Comté, de Condrieu dans le Lyonnais, de Saint-Péray dans le Languedoc et de Pouilly dans la Nièvre, sont d'une qualité inférieure.

Les vins mousseux se trouvent en Champagne, à Aï et à Epernay ; ces vins sont les plus recherchés, on les exporte dans toutes les parties du monde.

Il y a encore des vins qu'on appelle sucrés, plus alcooliques, plus nourrissants et plus excitants que tous les autres. Il faut en prendre très peu, surtout à jeun ; nous citerons le Tokaï dans la haute Hongrie ; le *Lacryma-Christi*, vins du Vésuve ; l'Alicante, le Rota et le Malaga, les vins du Cap et de Malvoisie, les muscats de Lunel et de Rivesalte.

Le vin n'est pas indispensable et il faut savoir se borner dans son usage. L'excès de cette boisson dégrade l'homme plus que tous les autres excès et le plonge dans un abrutissement honteux. Les fonctions digestives s'altèrent, l'appétit disparaît, les sens s'affaiblissent, le corps s'appesantit, la goutte, les calculs, l'hydropisie, l'apoplexie ne se font pas longtemps attendre, et on meurt n'inspirant plus que le dégoût et le mépris des hommes.

La bière est une boisson tonique, nourrissante et convenant aux constitutions nerveuses.

L'hydromel, boisson faite avec le miel et l'eau est, avec la biere la boisson des peuples du nord.

Le cidre se fait avec la pomme ; c'est une boisson agréable, recherchée surtout par les femmes et les enfants. Le cidre fermente, enivre comme le vin si l'on en fait abus. Il produit un effet contraire à celui de la bière ; celle-ci donne l'embonpoint, le cidre l'amaigrissement.

Avant de parler de l'eau-de-vie et des différentes sortes de liqueurs, nous commencerons par en blâmer l'usage, non seulement comme inutile, mais surtout comme dangereux. L'eau-de-vie, quelle que soit sa qualité, l'absinthe dont un grand nombre de personnes, les militaires surtout, font un abus journalier, peuvent produire les plus déplorables effets, surtout quand on les prend à jeûn. C'est surtout aux ouvriers que nous recommandons de ne faire que rarement usage de ces deux sortes de boisson avant d'avoir mangé. S'ils ne tenaient aucun cas de notre conseil, ils verraient bientôt leur constitution dépérir, au lieu de se fortifier, comme ils en ont malheureusement la pensée. Quel est l'ouvrier qui n'a pas sous les yeux quelque exemple effrayant de l'abrutissement moral et de l'anéantissement physique où jette, sauf de très rares exceptions, les malheureux qui abusent de l'eau-de-vie et de l'absinthe et qui cependant étaient cités comme habiles dans leur profession.

Nous ferons les mêmes réflexions à l'égard du genièvre, dont on fait un si grand abus dans les régions du nord.

Qu'on se méfie surtout de l'eau-de-vie que l'on vend sur les comptoirs des marchands de vin ; ce n'est souvent que de l'esprit de vin coupé avec de l'eau, fortifié par le poivre et le gingembre et coloré avec le caramel ou le suc de réglisse. L'eau-de-vie pour être bonne, doit avoir quelques années de tonneau, six ans au moins, et marquer de 18 à 22 degrés.

Toutes les liqueurs se préparent avec l'eau-de-vie ou l'esprit de vin, mêlé à l'eau, au sucre, aux aromates et aux sucs des fruits. Toutes ces liqueurs sont jugées préférables à l'eau-de-vie et à l'absinthe parce qu'elles sont sucrées et savoureuses ; elles sont cependant aussi dangereuses, et facilitent moins la digestion, quand on les prend après le repas.

Le punch et le vin chaud n'ont pas les dangers des liqueurs dont il vient d'être question. Le premier surtout, peu alcoolique, a la propriété de rétablir promptement la transpiration quand elle a été interrompue par le froid ou l'humidité. Le vin chaud a à peu près les propriétés du punch.

Plantes vénéneuses.

En général, quand un poison quelconque a été ingéré dans l'estomac, la première chose à faire, c'est d'exciter le vomissement, soit en faisant prendre trois ou quatre centigrammes d'émétique, soit en faisant avaler de l'eau tiède et chatouillant le gosier avec les barbes d'une plume. C'est à faire vomir le malade que doivent se borner les soins des personnes étrangères à la médecine. On ne peut, en tout cas, prévenir troptôt un homme de l'art ; négliger d'appeler un médecin, aux premiers symptômes d'un empoisonnement, s'est se charger d'une responsabilité terrible.

Les champignons doivent être choisis d'une grosseur médiocre. charnus, bien nourris, blancs en dessus, rougeatres en dessous, de consistance assez ferme, quoique faciles à se rompre, moelleux en dedans, d'une odeur et d'un goût agréables. Ils doivent avoir un odeur de rose, d'amandes améres ou de farine récente, une saveur de noisette, ni fade, ni acerbe, ni astringente; une couleur franche, rosée, veineuse ou violacée, ne changeant point à l'air. On les trouve ordinairement dans les lieux peu couverts, comme les friches et les bruyères. Ils sont presque toujours entamés par les animaux et plus ils sont jeunes, meilleurs ils sont. Il faut les récolter par un temps sec, après la rosée, les couper ou les casser, mais jamais les arracher. Le temps les dessèche sans les altérer.

Les champignons dangereux ont une odeur herbacée, fade, trés prononcée et trés désagréable, ayant quelque chose de celle du soufre, de la terre humide ou de la térébenthine. Ils ont une saveur astringente et nauseuse, une consistance molle et aqueuse, une couleur livide, rouge sanguine. L'air altère la couleur intérieure de ces champignons qui se trouvent dans les lieux couverts, humides et sur des corps en décomposition. Les animaux les entament rarement et le temps les corrompt au lieu de les dessécher.

La plus grande quantité des champignons consommés dans les grandes villes et surtout à Paris vient, en une seule nuit, sur des couches de fumier.

Nous finirons comme nous avons commencé, en disant que la modération en tout, et la sobriété dans les repas, sont les véritables sources de la santé, non seulement de la santé du corps, mais encore de celle de l'âme : *mens sana in corpore sano.*

FIN.

POUR PARAITRE SUCCESSIVEMENT

Chez le même Libraire.

A 10 CENTIMES.

Almanach de l'Ouvrier.
Almanach de la Jeune ouvrière.
Almanach du Soldat.
Almanach du Propriétaire, du locataire et du portier.

A 15 CENTIMES.

L'Estomac, Hygiène de tout le monde.
Hygiène des fabriques.
Hygiène des Écoles, Conseils aux Institutrices et aux Mères de famille.
Hygiène de l'âge mûr et de la vieillesse.
La Civilité.
Géographie générale du globe.
Géographie de l'ancienne Gaule et de la France moderne.
La Gaule romaine et capétienne.
La France carlovingienne.
La France capétienne.
La République et **l'Empire**.
La Restauration, de 1815 à 1848.
Jeanne d'Arc.

Sèvres. — Imp. de M. Cerf.

BIBLIOTHEQUE NATIONALE DE FRANCE
3 7531 03987787 4

www.ingramcontent.com/pod-product-compliance
Ingram Content Group UK Ltd.
Pitfield, Milton Keynes, MK11 3LW, UK
UKHW021024200726
13857UKWH00004B/1569